アルコール依存症〈回復ノート〉③

「家族」が幸せを取り戻すとっておきの方法

アルコール薬物問題全国市民協会（ASK）編

装幀・デザイン　河西　亮

イラスト　松尾英香

もくじ

はじめに	2
1・私が何とかしなければ！	6
2・誰もわかってくれない	10
3・私さえ我慢すれば	14
4・どうしてこんなことに……	18
5・病気だったんだ！	22
6・私がやらなくてもいいこと	29
7・私は今、何を感じている？	36
8・治療を受けてほしいのなら	43
9・この子だけはしっかり育てなくては！	51
10・断酒すれば幸せになれるはずが……	57
11・また飲むのではないかと不安	66
12・性の問題で悩むのはおかしいの？	73
13・話したいのに会話にならない！	78
14・いい子だったはずなのに、なぜ？	82
15・私の人生を生きる	87
あとがき	92

はじめに

　白い紙を用意してください。
「アルコール依存症」という病気を絵に描いてみましょう。依存症の人を描くのではありません。依存症という名の「病気」のイメージを、絵にするのです。それはあなたにとって、どんな姿をしているでしょうか？
　ある人は、酒ビンの中にいる怪物を描きました。
　ある人は、飲んでいる人にささやきかける悪魔を描きました。
　ある人は、家の中にたちこめた黒雲を描きました。
　ある人は、ぐしゃぐしゃの線で紙を塗りつぶして「これが依存症という病気です」と言いました。

　この病気は、飲んでいる本人にとりつくだけでなく、周囲のあらゆる人を引きずりこみます。そして人生を破壊し、希望を打ち砕き、おたがいのつながりを断ち切ろうとする。強力で巧妙なモンスターなのです。
　このモンスターに操られて、飲酒者は「飲んで死ぬなら本望だ」「俺の

金で飲んで何が悪い」と言います。治療者でさえも、ときにモンスターのワナにはまって疲れ果て、仕事をやめたくなったりします。

　家族は、とりわけひどい目にあわされます。モンスターに翻弄される依存症者を目のあたりにして、「この人はダメな人間だから飲むのだ」と思いこまされてしまうのです。

　自分にとって大切な相手を信じられなくなる……それは、どれだけつらいことでしょう。信じられない相手と暮らしながら、問題を一人でかかえこみ、誰も助けてくれずに孤立し、相手を責めたり自分を責めたりし、無力感と絶望でいっぱいになり……。

　モンスターは、その苦しみを見てほくそえむのです。
　依存症者と家族は、このモンスターのせいで、ののしりあい、傷つけあい、おたがいを苦しめる。本当の敵はモンスターなのに、姿が見えない。見えるのは、今日もだらしなく飲んでいる依存症者です。こうして、ずる賢いモンスターは家族の心を引き裂きます。陰で糸を引きながら「代理戦争」をさせるのです。

　お酒をやめたあとも、モンスターはあらゆるチャンスを狙ってワナをし

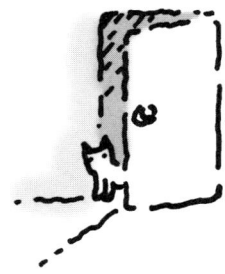

かけてきます。

　家族が「依存症者のせいで私はこんなに苦しんできた」と恨みを感じているとしたら、モンスターの思うつぼ。家族を苦しめたのは依存症という病気なのに、その病気の犠牲になった人間同士が責め合い、心を凍らせている。モンスターにとってこれほど都合のいいことはありません。

　モンスターは、酒をやめたばかりの依存症者にささやきかけます。
「おまえの気持ちなんか誰もわかっちゃくれない。一杯飲んだらどうだ？」
　その一方で、家族の耳元でこう言うのです。
「あんたをひどい目に合わせた依存症者を信じるな。心を許すな。甘い顔を見せるな。しっかり監視しろ」
「酒をやめたって、あいつは何も変わらないじゃないか。自分勝手で、な

まけもので、ダメな人間だ。期待してもムダさ」

　こんな絶え間ないささやきに抵抗するよりは、降参するほうが楽です。
　人はあまりに傷つくと、新しいやり方に挑戦するよりも、慣れ親しんだ不幸の中にとどまることを選んでしまう……それが、あなたを苦しめ続けようとするモンスターの策略なのです。
　モンスターのワナから、どうやって抜け出せばよいのか。
　再びワナに引き寄せられないために、どうしたらよいのか。
　この本は、そのためのガイドです。

　文中では、依存症の夫を持つ「妻」たちの体験を軸にしていますが、妻の飲酒に悩む夫の立場や、子どもの立場・親の立場でも、基本は共通です。
　現在あなたが、飲酒問題の渦中にあるなら、**アルコール依存症＜回復ノート＞①「酒のない人生をはじめる方法」**もぜひあわせてお読みください。依存症という病気と、回復のスタートについて知ることができます。
　酒の問題はなくなったけれど……という方は、**＜回復ノート＞②「飲まない幸せを手にする方法」**とともにお読みになることをおすすめします。依存症の人がたどっていく回復の過程がわかります。

１・私が何とかしなければ！

　Ａ子さんは、飲んでいる夫と暮らすつらさに、疲れきっていました。毎晩ふらふらとどこで飲んでいるのか、いつ帰ってくるのか、わからない。家にいてもロクに話もできない。話しかけても無視されるか、口論になるだけ。子どものこと、お金の心配、話したいことはたくさんあるのに。
　私ががんばらなければ、この家はどうなるの！　子どもたちはどうなるの！　Ａ子さんは毎日自分に言い聞かせ、２つのパートをかけもちしてやりくりし、家事に精を出し、酔った夫の介抱を続けていたのです。

　飲酒の問題が進行するにつれて、家族の心に二つのことが起こります。
　ひとつは「私がこの人を何とかしなければ」。
　飲みすぎては酔いつぶれ、ケガをしたり体の具合が悪くなったり、酒臭い息でふらふらと出社したりする夫を見ていて、妻は「私がこの人を何とかしなければ」と考えます。問題がひどくなればなるほど、「何とかしなければいけない」思いはつのります。
　酒を減らしてもらわなければ。飲んで問題を起こさないようにしてもら

わなければ。夫として父親として、もっと自覚してもらわなければ。健康を取り戻してもらわなければ。会社で夫の評判が悪くならないようにしなければ……。そして、注意したり、懇願したり、説教したり、責めたりしてコントロールしようとするようになります。

　もうひとつは「この人がいなくても私が何とかしなければ」。
　ふらふら外で飲み歩いてばかりいる夫も、家で酔って正体を無くしている夫も、家族の一員として役割を果たすことができません。
　いてほしいときに、いつもいてくれない。相談したいのに、会話にならない。話したはずが酔っていて覚えていない。約束は守らないし、ちっとも頼りにならない。そんなことが続くので、「この人がいなくても何とかなる」ように、妻は一人でがんばります。やらざるを得ないのです。
　毎日の生活。お金の心配。子育ての負担。世間体。将来の不安。自分自身の満たされない思い。孤独……。重たいものをすべて自分の中にかかえこんで、「私が自分でなんとかしなければ」と努力するのです。

　こうやって無理な責任を背負いこんでいると、何が起こるでしょう。
　体は重く疲れがたまる。肩はこる。頭痛もする。眠れなくなる。気分は

憂うつ。……でも、そんなことは言っていられない！　つらいと感じているひまもない！　「私が何とかしなければいけない」のだから。
　本当なら、夫は自分の健康に自分で注意すべきなのに。
　こんなとき、夫がいてくれるべきなのに。
　これは、夫がやるべきことなのに。……でも、そんなことは言っていられない！　私が何とかしなかったら、この人はどうなるの！　この家はどうなるの！　子どもたちはどうなるの！

　夫にとりついた依存症というモンスターは、こうやって妻のあなたもワナの中に誘いこむのです。「共依存」という名の残酷なワナに。
　目の前のあらゆることが自分の責任となってのしかかってくる。あれもこれもやらざるを得ない。こんな状態では、どこまでは自分の責任で、どこからが相手の責任かわからなくなります。手を出さずにいたり、自分のことを考えようとすると、モンスターがやってきて、「おまえが何とかしないと大変なことになるぞ！」と吹きこむのです。

　ここで、＜ワーク＞をやってみてください。過去をふり返り、今の自分をみつめるための材料です。各章にワークが出てきますが、質問に心の中

で答えるだけでなく、文字にして書いてみることをおすすめします。

●●●ワーク●●●

・「私が何とかしなければ」と背負ってきたものを思い出してみましょう。どれぐらいあるでしょう。

・あなたがそれをしないと、どうなりますか？

・それをしなかったら、あなたはどんな気持ちになりますか？　不安？　罪悪感？　イライラして落ち着かない？

・自分の喜びや楽しみを求めようとすると、あなたはどんな気持ちになりますか？

2・誰もわかってくれない

　B子さんが夫の母に飲酒の問題を訴えると、「あんたと結婚してから、あの子はおかしくなったんだ」。夫の兄からも「うるさく言わずにビールぐらい飲ませてやればいいじゃないか」と諭されました。自分の母親ならわかってくれるかと思ったのに「私もお父さんでさんざん苦労してきたんだから。そのぐらい、辛抱しなさい」……。

　本を読んで夫はアルコール依存症に違いないと思い、会社の嘱託医に相談に行ったら、「考えすぎです。仕事には出ているんだし、彼のような人まで依存症にしたらかわいそうですよ」。話せば話すほど、B子さんはつらくなるだけでした。

　多くの人が、こんな体験をしています。誰もわかってくれないのです。
　身内や友人はたいていの場合、見当はずれのアドバイスをします。
　妻がもっとやさしくしてやればいい。
　もっと上手に夫を操縦すればいい。
　きちんと夫の健康管理をすべきなのだ。

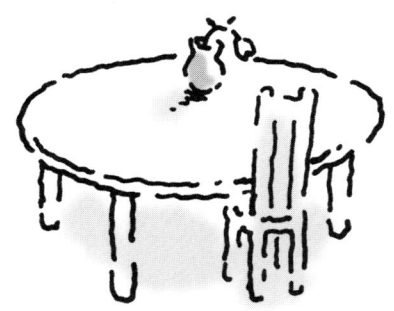

外で飲ませずに家で飲ませればいい。
悩みがあるから飲むんだろう。オレが一緒に飲んで相談にのってやる。
この嫁と一緒になってから、この子はおかしくなった……。

いわゆる権威ある人たちも、しばしば間違った助言をします。
「栄養失調ですよ！　奥さん、ちゃんと食べさせてあげてくださいよ」と内科医。
「妻の尻に敷かれるような生活の中で、ご主人はストレス解消のため飲酒

が続いているのでしょう。夫婦関係の改善を」と説く人生相談。
　そのたびに、妻はもっとこうしなくては、ああしなくてはと右往左往し、責められて傷つき、自信をなくします。
　胸の奥にかかえこんでいる「どうしてなの！」という思いには、誰も答えてくれないのです。

　妻は、周囲からこれ以上非難されないため、「いい嫁」と認めてもらうため、必死になります。そして飲酒の問題をコントロールしようと、ますますがんばるのです。
　周囲の無理解の中、一人で矢面に立っている妻は、モンスターのワナにどんどん引きずりこまれていきます。「誰もわかってくれない」「私一人がつらい思いをしている」「私は何も間違っていないのに！」「どうして私を責めるの！」……そう心で叫びながら。

　こうして妻が孤立していく間、実は夫も孤独の中に追いつめられています。そしてもちろん、危機に陥った家庭の中で育つ子どもも。
　子どもは、かわいそうな母親を何とか守ろうとします。少しでも役に立とうとがんばります。酔った父親を介抱したり、母親の嘆きを聞いたり、

いい子になって少しでも親を喜ばせようとしたり、両親の間をとりもとうとしたりします。

　でも、うまくいかない。小さな自分には、母親を守る力がありません。父親はますます酒を飲む。両親の溝は広がっていく。

　私ではダメなのだ！　僕ではダメなのだ！……子どもは自分自身に失望し、力が足りない自分を責めるのです。

　家族中の苦しみを、モンスターがうっすら笑みを浮かべて見ています。

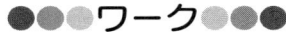●●●ワーク●●●

・あなたは、周囲のどんな言葉に傷ついてきましたか？

___

・今もわだかまっている思いはありますか？

___

・あなたを傷つけた相手は、なぜそんなことを言ったのだと思いますか？

___

3・私さえ我慢すれば

　真夜中、夫が帰ってきた物音がすると、Ｃ子さんはビクッとして身構えます。今日も酔っぱらっているに違いない。ひっくり返るか、わめくか、しつこくからむのか？　そこへ、玄関の方からガシャンとすごい音。あわてて駆けつけてみると、夫はリビングのガラスに頭からつっこんで、血だらけになっているのです……。

　動転しているヒマもありません。頭の傷を調べ、血をぬぐい、よれよれの服を着替えさせて受診の手配をし、飛び散ったガラスを片付け、タクシーを呼び、外科の救急病院につきそい、医者に言い訳し、翌朝はさっそくガラスを注文し……。

　Ｃ子さんはこんなとき、感情を凍らせたままロボットのように動いているのです。夫が吐しゃ物を床中にぶちまけようが、失禁して廊下を水浸しにしようが、物を投げて壊そうが、Ｃ子さんは即座に処理します。長年の苦労で、ありとあらゆることに対処するすべを身につけ、夫がどんな騒ぎを起こしても、翌朝には何事もなかったかのように片付いているのです。

つらい状況に長いことおかれていると、人は何とかそれに順応していくもの。私さえ我慢すればいい……そうやって、つらさに慣れていくのです。
　毎日の生活は不安と波乱の連続ですから、トラブルに対処する「スイッチ」が心の中にできあがり、いざことが起こると自動的にスイッチ・オンするようになります。
　スイッチが入ると、感情は閉ざされます。悲しんでいたり、憤っていたりしたら、対処の行動がとれないからです。自分の気持ちにはシャッターをおろして、事態を収拾するため体が自動的に動きます。

　ひょっとしたら、このスイッチは、子ども時代につくられたものかもしれません。多くの妻たちが、飲酒問題のある家庭や、数々の危機をはらんだ家庭で子ども時代を過ごしているのです。
　ほんの小さな頃から、不安の中で育ってきた子どもは、生き延びるための対処技術をみがきます。のんきに甘えてなんかいられない、自分がどうしたいかなんて考えている場合ではない。とにかく目の前の事態を切り抜けなければ足元が危ういのです。
「私さえ我慢すれば、両親は言い争いをせずにすむかもしれない」
「私がもっとうまくやれば、お父さんは怒鳴らないはずなのに」

……こうやって育った人が、結婚生活の中で同じような崖っぷちの状況に放りこまれたとき、トラブル対処のスイッチが完璧に作動します。困難な問題をかかえこむのはお手のもの。どんなにつらくても、私さえ我慢すればいいのだから！

　いつも周囲の状況を見張っていなければならないため、自分に目を向ける余裕はなくなります。
　この状態に陥った人は、特徴的な話し方をします。
「夫が、またこんな状態になっている」
「夫の会社から、こんなことを言われた」
「姑はいつも私を責める」
「子どもがこんな問題を起こした」
「内科医からこう言われた」
「でも保健所では違うことを言われた」
　……どれだけ話し続けても、「私」が出てこないのです。
　あなた自身は、どう感じているのですか？　どうしたいと思っていますか？――そう聞かれると、頭の中が真っ白になってしまう。
「私」がどこにもいない。それがまさに、モンスターがしかけた共依存と

いうワナなのです。

　ワナに捕らえられると、自分の気持ちを感じられなくなります。こうしたいと望むことも許されません。自分を守ることさえ許されません。「私が何とかしなければならない」問題だけが山積みになり、傷だらけの状態で、果てしなく周囲をコントロールし続けることになるのです。

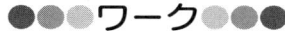ワーク

・飲酒の問題を解決する責任は、本来、誰にありますか？

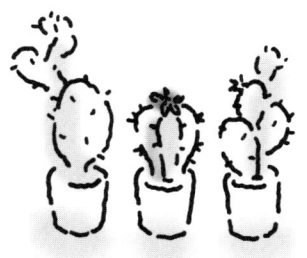

4・どうしてこんなことに……

　D子さんの夫は失業中。上司を殴ってクビになってしまったのです。次の仕事先が見つからないまま、昼間から家で酒を飲んでごろごろするようになりました。D子さんは家計のためパートに出ています。疲れて帰るなり、夫と子どもたちの面倒を見るのに追われる毎日。とうとう、疲労のあまり自転車で転倒して肩を骨折しました。その姿を見ても、夫はふだんと変わらず平気な顔で飲み続けている。それどころか、飲み代ほしさに子どもの進学費用にまで手をつけました。「なんなの、この人は！」……酔って寝ている夫の顔を見ながら、D子さんは絶望感に駆られました。

　これだけ自分を押し殺し、犠牲となってがんばってきたのに、事態はまったくよくならない……。それどころか、ますます手に負えなくなっていきます。期待はいつも裏切られ、妻がやることなすことすべて裏目に出ます。たとえばこんなふうに。
　飲む量を監視しようとしてボトルに印をつけていたら、いつのまにか中身は水にすり替わっていた。

家にある酒をすべて捨てたら、夫は庭にこっそり酒ビンを隠していた。
　家中を捜索して今度こそ酒がなくなったと思ったら、夫は明け方にそっと布団を抜け出し自販機の陰でワンカップを流しこんでいた。
　お金をすべてとりあげたら、月末に飲み屋から多額のツケが回ってきて支払う羽目になった。
　玄関を出ようとするのを仁王立ちになって止めたら、突き飛ばされた。
　夜中に出かけないよう靴を隠したら、はだしのまま出て行った……。

　妻はありとあらゆる手段を使って飲むのを止めようとし、夫はありとあらゆる手段を使って酒を手に入れようとするのです。
　まさにモンスターの計画どおり、家の中は、疑いと監視、嘘と裏切りが交錯し、ある晩はののしりあいが続いたかと思えば、別の朝には無言の駆け引きが行なわれます。
　いよいよ事態は家庭の中ではすまなくなり、周囲に取り繕うのも限界です。会社から妻が注意を受けたり、近所や親戚の前で肩身の狭い思いをしたり、内科への入院が度重なって家計が圧迫されたりします。
　今度こそクビになるのでは？　家のローンはどうなるの？　私や子どもたちはどうなるの？　次にはいったい何が起こるのだろう？

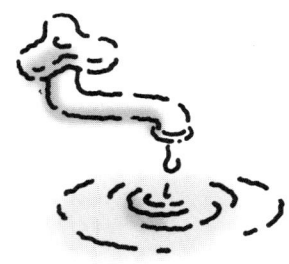

　どうしてこんなことに……。人は、あまりにつらい状況に放りこまれると、納得できる理由を必死に探すものです。
「あの人が自分勝手だから」
「嘘つきで、無責任で、意志が弱くてだらしないから」
　そう思えば思うほど、怒りと恨みがつのってきます。
「あの人にとっては、私なんてどうでもいいんだ。家族なんてどうでもいいんだ。だから平気で飲み続けているんだ」
　そう感じるほどに、自分の価値が信じられなくなります。
「どうして、あんな人と結婚してしまったんだろう」
「親を捨てて結婚したむくいかもしれない……」

そうやって、後悔や自責感、絶望をつのらせます。

家族の中で「犯人探し」が始まることもあります。
　嫁がうるさいから。あるいは主婦としてしっかりしていないから。親の育て方が間違っていたから。父親も同じような大酒飲みだから。子どもが心配ばかりかけるから。中には逆に、「あんたがいい子過ぎるからいけないのよ。もっと心配をかければお父さんもしっかりして飲まなくなる」なんて子どもに耳打ちする親戚がいたりします。

なぜこんなことになったのか？
　解けない疑問を前にして、家族みんなが傷ついていくのです。その背後にいるモンスターの存在には、まだ誰も気づきません。

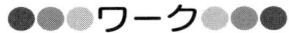
●●●ワーク●●●

・依存症の人が、家族を傷つけ、嘘をついてまで酒を飲み続けるのは、なぜだと思いますか？

5・病気だったんだ！

　E子さんは家族教室でアルコール依存症の勉強をして、今までの苦しみの正体がやっとわかりました。目の前の霧が晴れたような気持ちでした。
　依存症者の家族がとる行動として「酒を捨てたり隠す」「飲んだ量をはかる」「会社にウソの電話をかける」などを医師があげていったとき、E子さんの目から涙がぽろぽろこぼれました。私だけじゃなかった。みんな、私と同じことをやってきたんだ。ここにいるあの人も、この人も、同じ思いをしてきたんだ……。
　そして、夫も苦しんできたのだとわかったのです。長いこと、「この人は家族よりも酒を選ぶ人なんだ」「私や子どもたちは、この人にとって何の価値もないんだ」……と絶望していたけれど、それもすべて病気のせいだった。もう夫を恨んだり、自分を責めたりしなくてよくなったのです。

　家族は長いこと、解けない疑問を前に悶々としてきました。
「どうしてこんなに飲むの！」「体のことを心配して言っているのに、なぜわかってくれないの？」「なぜ、もう少し家族のことを考えられないの？」

理由を考えれば考えるほど、怒りや恨みや自責感がふくらみ、自分を傷つける結果になっていました。
　本当の理由はただひとつ。病気だから。依存症という名のモンスターにとりつかれていたせいなのです。

　F子さんは、夫が意志薄弱なのではなく病気なのだと聞いて、少しホッとしました。でも、すべて納得いったわけではありません。あのひどい苦しみ……一家がバラバラになってしまう、もう自殺するしかない、この人さえいなくなってくれたら、とまで思いつめた苦しみは、病気だと言われて帳消しにできるようなものではない。
　夫が２度目に入院し、外泊したときのこと。F子さんが忙しく立ち働いている横で、夫はゴロンと寝ていました。本当はこれもしてほしい、あれもしてほしい。私がこれだけ忙しくしているのに、どうして寝ているの！そのときふと、「この人、病気だから寝ているのか」と思ったのです。気持ちが急に楽になりました。そのときからF子さんは決めました。納得がいかなくても、病気だというなら病気ということでいい。だってそう思ったほうが、私は楽になるから。

家族みんながモンスターのワナにがんじがらめにされて苦しんでいた状態から、まずはあなたが楽になることが必要なのです。病気だと知ることで、完全に納得はいかなくても、少しは楽になることができます。
　それにしてもなぜ、依存症などというやっかいな病気を背負いこんでしまったのでしょう？
　習慣的に酒を飲む人なら誰でも、依存症になる危険があります。年齢や性別、性格や考え方、学歴や職業とはかかわりなく。
　大いに関係があるのは体質です。酒を一滴も受けつけない体質の人は、もちろん依存症にはなりません。逆に、「酔いの気持ちよさ」を人より敏感に感じる体質の人は、それだけ危険が高くなります。糖尿病になりやすい体質があるのと同じように、「依存症になりやすい体質」があるのです。親子は体質が似ることも多いので、ふりかえってみると親の代、祖父母の代も飲酒の問題で苦しんできた、という場合も少なくありません。
　依存症は、進行性の病気です。本人にも、家族にも、いつから病気が始まったのかわかりません。最初はただの「酒好き」だったのが、いつのまにか一線を越してしまい、後戻りがきかなくなる。「しまった、こんな飲み方をしていると本当にまずい」と自分でもつくづく感じる頃には、もう身動きがとれなくなっているのです。

いったん酒を口にすると、ほどほどでやめるということができない。いくら自制心をきかせようと思っても、くり返し説教されても、どうにもなりません——「飲酒のコントロールを失う」のが、病気の症状のひとつ。

もうひとつの症状は、体から酒が抜けるときに非常な苦しみを味わうということです。イライラして、いてもたってもいられない。あるいはたまらなく落ちこむ。微熱が出て汗がじっとりにじんでくる。手がふるえる。眠れない。悪夢に襲われる。幻覚を見る——「離脱症状」の苦しさを経験すると、酒を切らすことができなくなります。

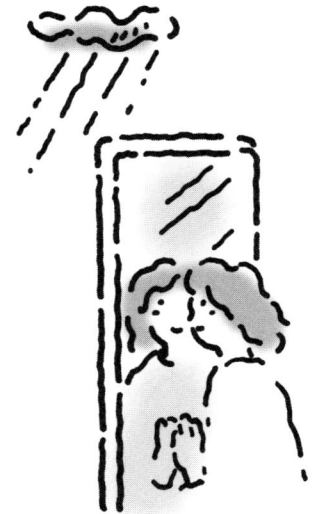

酒を手に入れるためなら、どんな理由もあみだす。あらゆる手段を利用する。周囲の信頼を裏切るし、嘘もつきます。モンスターのワナにとらえられて、すべてのエネルギーを飲むことに使うしかない状態に追いこまれているのです。

　依存症者がこのワナから抜け出るには、一人の力では無理です。
　病院やクリニックで専門家の応援を得て、身体の安全を確保しつつ、病気について理解する。酒を切った頭で自分の状態を見つめ、モンスターと戦う決意をする。
　自助グループで仲間と出会い、そこでくり返し自分を語りながら、回復を続けていく。
　つまり、周囲の助けを借りながら「自分の問題を直視する」「自分にとことん正直になる」ことが、ワナから抜ける唯一の方法なのです。自分をごまかしたり、自分を見失うとたちまち、モンスターがしのびよってくるからです。
　家族も同じことです。共依存というワナから抜けるには、とことん自分に正直に向き合うこと。しんどい作業ですが、自由になる方法はそれしかありません。

●●●ワーク●●●

「病気」と「その人自身」を分けるための練習をしましょう。

　深呼吸して、心を落ち着かせ、目の前にイスが二つ並んでいるところを思い浮かべてください。

　片方のイスに、依存症になる前のその人を座らせます。健康だったときのその人、あなたがいてほしいときに必ずいてくれたその人をイメージするのです。思い浮かべるのが難しければ、記憶がたどれるかぎり若い頃のその人をイメージしてみましょう。あるいは、あなたがまだ出会っていない頃の、小さい子どもだったその人を想像してもよいのです。

　その人が、目の前のイスに座っています。

　どんな様子をしていますか？

　服装は？　髪型は？　姿勢はどうですか？　どんな表情をしていますか？　どこを見ていますか？

　その人があなたに話しかけます。どんな声で、どんな調子で話すでしょうか？　その人と目を合わせてみましょう。どんな気持ちになりますか？　その人のことをどう思いますか？

　その人の姿をしっかり心に刻んだら、深呼吸して、いったんこのイメージを消します。

次に、もうひとつのイスに目を移します。そこには、依存症というモンスターにとらわれた、その人が座っています。
　どんな様子をしているでしょう？　酔っぱらって正体をなくしている？　どなりちらしている？　それとも二日酔いでぐったりしている？
　服装は？　表情は？　目の感じは？
　この人は、あなたに向かってどんな風に話すでしょう？
　この人と目を合わせてください。あなたはどんな気持ちになりますか？
　このイスに座っている人は、本来のその人ではありません。モンスターに捕らえられた姿です。本来のその人は、健康なほうのイスに座っているのです。先ほどイメージした、健康なその人の姿をもう一度思い出してみてください。いったいどれだけ違っていることでしょう。
　モンスターは、この人にいったい何をしたのでしょう。
　あなたに何をしたでしょう？
　二人の関係に、何をしたでしょう？

　深呼吸してください。
　あなたが感じたことを、書きとめておきましょう。

6・私がやらなくてもいいこと

　G子さんは病院のワーカーに言いました。
「もう別れるしかありません。この人のために、やるべきことはすべてやりました。でもダメだったんです。もう疲れてしまいました」
　ワーカーは、こう聞いたのです。
「夫のためでなく、あなた自身のために、やるべきことをすべてやりましたか？」

　恨みや怒りをかかえ、傷ついたままで夫から離れても、別の場所で同じ生き方をくり返してしまうことはないでしょうか？　夫で満たされなかった思いを、子どもで取り返そうとするかもしれない。「私が何とかしなければ！」というパターンが染みついていて、「何とかする」相手を見つけ出してしまうかもしれない。「誰もわかってくれない」のままでは、孤立の中で生き続けることになります。「私さえ我慢すれば」を続けていると、いつまでも不幸の中にとどまることになります。
　別れるのも、選択のひとつ。でもその前に、あなた自身の中にできあが

っているパターンを見つめてみましょう。自分が見えないままで、重大な決定をするのは避けたほうがよいのです。

　夫が依存症というモンスターに捕らえられていたのと同時に、妻もモンスターのワナに足をとられているはず。まずそこから抜け出すことを考えましょう。決めるのはそれからでも、遅くありません。

　これまで家族は、飲酒の問題を何とかしようと、できる限りのことをやってきました。夫に正気を取り戻してもらうため、家庭が破壊されないため、子どもたちを守るため、必死の思いでがんばってきたのです。
　そんな自分にまず、心から言ってあげてください。
「本当によくがんばってきたね」
「大変だったね」
「たった一人で、よく辛抱してきたね」
　そして、まずは自分がかかえこんできた重荷をおろすことです。身軽にならなければ、次の行動を起こせません。
　飲酒の問題は、あなたが何とかしようとしなくていい。飲んでいる本人にコントロールできなくなっているものを、家族がコントロールしようとするのはとうてい無理な話です。無理なことをがんばろうとすると、ます

ますワナに引きずりこまれます。

　飲酒者が少しでもまともに見えるように、あなたがとりつくろわなくていい。それは本人の責任で、あなたの責任ではないからです。

　飲み屋のツケは「本人に請求してください」と言えばいいのだし、会社に欠勤の電話をかけるのは、本人にやってもらえばいいのです。迷惑をかけた人にあやまるのも、あなたの仕事ではなく本人の仕事です。

　そうやって一人前の大人として扱うことが、本人のためにもなります。子ども扱いされればされるほど、人は自分のことに責任を持たなくてよくなる。別の人が自分に代わって、責任をとってくれるのですから。自分に代わって、心配し悩んでくれるのですから。自分に代わって、周囲にあやまったり言いわけしてくれるのですから。

　だから、飲み続けることができるのです。事態のひどさにも気づかずに。家族が監視し、説教し、非難すればするほど、依存症者は家族の裏をかいて飲もうとします。自分を責める相手と向き合っているよりも、酒と対話しているほうが楽だからです。

　あなたが「飲酒者の問題を何とかする」という今の役を降りてしまえば、飲んでいる本人が自分で困ったり悩んだりするしかなくなります。そして、

回復のきっかけをつかむこともできるのです。

　そうは言っても……。
「借金をそのままにしておくなんて、できない」
「会社をクビになってしまったら、困るではないか」
「夫がかけた迷惑を、妻がしらんぷりするなんて」
「第一このまま飲ませておいたら、どうなるかわからない」
　それはあなたの不安だったり、あなたの世間体だったり、あなたの妻としての評価が気になっているのではありませんか？
　最初は本人への愛情から出ていた行動も、いつのまにかこんなふうにすりかわっている。それがモンスターの手口なのです。家族はこれまで一生けんめい本人を助けているはずが、モンスターを助ける結果になっていた

のです。家族の必死の思いは、巧妙なモンスターに利用されたのです。
　このまま飲んでいたら、どうなるかわからない——確かにそうです。でも誰の人生だって、どうなるかわからない。周囲の人がコントロールすることはできません。
　少なくともわかるのは、家族が手を出し続けている限り、本人は飲み続けることができ、事態は時間をかけて確実に悪くなっていくということです。モンスターの目論見どおり、どちらも徹底的に傷つけあい、飲酒者はますます酒にすがるしかなくなり、最後にくるのは死しかありません。

　H子さんが悩んだのは夫の失禁です。今までは、情けない思いをしながらそっと片付けていました。近所の目を気にしながら、布団をほしていました。もうやりたくない。でも、放っておくと自分も困ってしまいます。おしっこに濡れた布団の横で寝ているなんてごめんです。
　そこで、さんざん考えた翌朝、夫に言いました。
「あなたが酔って漏らすたびに、私がおしっこの始末をしてきましたけれど、もう、やりたくありません。自分のことは自分で責任を持ってください。成人用のオムツを買ってきました。飲み続けるのならつけてください」
　夫はオムツを差し出されて初めて、自分がどういう状態になっているの

か気づいて愕然としたのです。

　依存症者の問題は、依存症者にゆだねましょう。
　回復のための方法は、専門家にゆだねましょう。そして自助グループの仲間にゆだねましょう。
　誰かにゆだねる……今までずっと「私が何とかするしかない」と思ってきた家族にとって、これは新しい方法です。
　手放すことなどできないと感じても、自分を責めなくていいのです。なぜそう感じるのか、自分の気持ちをよく見てください。自分の気持ちに向き合うこと、それが、モンスターのワナから離れるための手がかりです。

　Ｉ子さんは、夫に「もう私はお酒を用意しません。あなたが飲んでいるのを見るとつらいから」と宣言しました。夫は怒り、「こんな家には帰らない」と言って自分の経営する小さな会社に寝泊りするようになりました。けれど、いざ夫が自分のそばを離れてしまうと、Ｉ子さんは気楽になるどころか心配で心配でたまらないのです。
　ある日、Ｉ子さんのサンダルのベルトが切れました。嫌な予感に胸がドキドキします。夫が階段から落ちて大ケガしたのかもしれない。それとも

血でも吐いて倒れているのではないか。あわてて様子を見に行き、夫の無事を確かめて食事をおいてきました。そんなことを続けているうち、「こうやって気をもんでいるより、そばで飲んでいてくれたほうがずっと楽なのに!」と思ったのです。そしてふと「私は何をやっているのだろう」と考えました。問題を手放したはずが、一日中、夫の酒のことを考えている。そして気づいたのです。
「夫の面倒を見たり監視したりしていたのは、夫のためにやっているつもりだったけれど、私自身が不安でたまらないから、やっていたんだ」

●●●ワーク●●●

・今まであなたが「やらなければいけない」と思いこんでいたことで、やらなくてもいいことはありますか?

・あなたがどうしても手を出さずにいられないとしたら、それはなぜですか?

7・私は今、何を感じている？

　J子さんは夫のために断酒会に通い始めたものの、体はくたくただし、自分の時間をこれ以上削られることが苦痛でたまりませんでした。それでも、行きはいやいやなのに、帰りは不思議と心が軽いのです。日頃のつらい思いを吐き出すことができたから。

　あるとき家族会で、誰かが言った言葉がチクリと胸に刺さりました。夫のためではなく、自分の世間体のために尻ぬぐいをしていた……という言葉です。J子さんは思わず言いました。

「私は、自分のために世間体を気にしているわけじゃありません。私はいいんです。でも、父親のことが広まったら娘が嫁に行かれなくなります」

　何ヵ月も例会に出るうちに、J子さんにもわかってきました。娘のためではなかった。本当は、娘が嫁に行かれなかったら、私が困るのではないか。私がいやなのではないか。それは私の世間体ではないか……。

　自分の気持ちを正直に見つめてみましょう。
　手を出さずにいると、不安でたまらない。

助けてあげないと罪悪感に襲われる。
　相手のことが信じられない。
　周囲からどう思われるか気になってしかたない。
　……そういう感情を、仲間のいる場所でそのまま語ることです。
「私が不安だったんだ」
「私が恐かったんだ」
　そうやって言葉にしたとたんに、モンスターは威力を失います。
　自分を取り戻すことで、問題が整理され、周囲が見えるようになるのです。モンスターと戦う武器は、周囲ではなく自分自身に目を向けること。ひたすら自分に正直になること。それが、ワナから抜け出す唯一の方法であり、再びワナにかからないための唯一の方法なのです。

　しなくてもよいことをするのはやめる。
　これは大切なことです。けれど、問題を手放すことと、相手を突き放すこととは別。
　本当は心配なのに、その感情を遮断して能面のような顔をつくることはありません。「私はあなたのことが心配で、いてもたってもいられない」とそのまま言葉にすればよいのです。

相手が苦しんでいるのに、黙って見下ろしていることはありません。おたがいを苦しめている病気に対して、立ち向かえばよいのです。

今までさんざん我慢をし、自分の感情を殺し、さらに周囲から非難されて傷ついている家族は、気丈な生き方が染みついています。
「私のやってきたことは正しい」「私は大丈夫、自分で何とかするから放っておいて」……
これ以上、気丈に突っ張る必要はありません。いつでも正しい人はいないし、いつでも大丈夫な人はいません。弱さを見せてよいし、助けを求めてよいのです。
吹き荒れる嵐の中では、コートをしっかり着こんでいなければ立っていられなかった。そうやって今まで感情をおさえ、自分の身を守ってきた。
けれども、自助グループは安全な場所です。ありのままの自分を見せても、誰もあなたを攻撃したり、批判したりしません。そこにいる誰もが、同じような体験をし、同じ思いに苦しんできたのですから。
ありのままの自分の感情を語り、それを仲間に受けとめてもらう。そんな体験を重ねるうち、自分自身を受け入れることができます。
今のありのままの自分でいい——それは、自分を変える必要がないとい

うことではありません。今の自分を隠したり否定しなくていい。別の自分であるふりをしなくていい、ということです。

「私は今、何を感じているのだろう？」
　いつも自分に聞いてみてください。
　気持ちを感じるには、自分を主語にすることです。
「あの人は、いったい私のことをなんだと思っているの？」とため息をつく代わりに、自分の心に聞いてみる。
「私は、あの人のことをどう思っている？」と。
「あの人ったら、またあんなにだらしなく酔って！」と非難する代わりに、「私は、酔っぱらったあの人を見ると、どんな気持ちになる？」と自分に聞いてみる。
　悲しい？　情けない？　怒りがこみあげる？　どうしてよいかわからなくなる？　絶望する？　恐くなる？　不安になる？
　……これまで押しこめていた感情を、外に出してあげるのです。

「私は今、何を必要としている？」
　自分に注意を向け、自分の世話をしましょう。

人が健康に生きていくには、たくさんのものが必要です。
　十分な休息と睡眠をとっていますか？
　おいしくて栄養のある食事をとっていますか？
　安全を脅かされずに暮らしていますか？
　自分のための時間と空間はありますか？
　安心して心を開ける相手はいますか？
　……ずっと自分の必要を後回しにして、周囲の必要を満たすことばかり考えてきませんでしたか？　自分が満たされていない状態で、他人の世話はできません。
　あなたが必要なものを、自分に与えてあげてください。私にはこれが必要だ、と自分に宣言してください。
　もしもあなたや子どもが暴力の危険にさらされているのなら、安全な場所をまず確保すること。それが自分への責任を果たすことであり、親として子どもへの責任を果たすことです。

「私は、何をしたいのだろう？」
　自分の望みを大切にすることは、決して自分勝手ではありません。むしろ、自分の思いをおさえつけておいて「あなたのせいで私は不幸だ」と責

めたり、「あなたのために私は我慢している」と恨みを持つほうが、よほど自分勝手なのです。
　小さなことから練習してみましょう。
　今日は、何を食べたいですか？
　どんな洋服を着たいですか？
　気分を変えたいと思ったら、美容院に行ってみる。
　観たい映画があったら、出かけてみる。
　きれいな空気を吸いたいと感じたら、自然の中を歩いてみる。
　自分が楽しむための時間をつくりましょう。

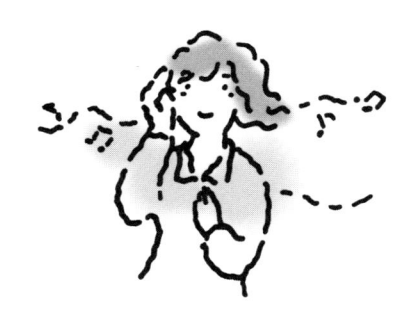

●●●ワーク●●●

・自分を見つめるための時間を、どうやって確保しますか？

___

・自分が休むための時間、楽しむための時間を、どうやって確保しますか？

___

・自分が感じている気持ちを、書き出してみましょう。心配に思っていること、不安に思っていること、迷っていること、怒りを感じていること、恨みに思っていること……。

___

8・治療を受けてほしいのなら

　K子さんは、これまで口をすっぱくして言ってきたつもりでした。
　そんなに飲んでいて、どうなると思うの？　家族のことを少しは考えたらどうなの？　お酒をやめてよ！　病院に行ってよ！……それなのに、夫はわかってくれない。K子さんは怒りを感じ、夫のあまりの無自覚、身勝手に絶望していました。
　けれども、K子さんの思いは夫には伝わっていなかったのです。
　なぜなら夫は、「また妻が自分を責めている」と感じたとたん、耳をふさいでいたから。「どうしてあなたはそんなに飲むの！」と非難されても、答えようがない。自分でもどうにもならずに苦しんでいるのですから。責められると、「飲んで何が悪い！」と開き直るか、亀のように首を引っこめて説教の嵐が過ぎるのを待つしかなくなってしまうのです。

「あなたは……」と責められると、人は耳をふさいでしまうもの。気持ちは伝わりません。「私は……」と自分の気持ちを言ってこそ、相手の心に伝わるのです。

私は、あなたがそんなふうになっていくのを見るのがつらい。
　私にはあなたが必要だ。あなたが本当に大切だ。
　私はあなたに生きていてほしい。
　だから、「私はあなたに治療を受けてほしい」「一緒に自助グループに行ってほしい」と、望んでいることを具体的に伝えるのです。
　問題を手放したら、家族が本人に対してできることは何もないのでは？……というのは大きな誤解です。何より大切な仕事、それは回復のための方法を本人に伝えることなのです。専門病院やクリニック、そして自助グループに行くよう、心からすすめること。
　モンスターと戦う方法を熟知している人、その体験を通り抜けてきた人たちのもとに行って助けを求めることが、回復のための唯一の方法です。

　もうひとつ、家族ができるのは、「信じる力を取り戻す」こと。
　依存症という病気について勉強するだけでなく、回復を心から信じることで、モンスターと戦う力がわいてくるのです。
　長いこと裏切られてきた家族は、信じることが難しくなっています。この人に酒がやめられるはずがない、この人は家族が何を言っても聞くはずがない……。信じる力を取り戻すには、自助グループに出かけて一人でも

多くの回復者に会うこと。回復者の話を聞き、回復を実感することです。「飲んで死んでも本望だ」というのは、病気が言わせているセリフです。他にどうしたらよいかわからずに、そう言うしかないほど追いつめられているのです。でも心の奥底では、助かりたい、生きていたいと望んでいるはず。助かる方法がわからずに、もがき苦しんでいるのです。

　Ｌ子さんの夫は、一人部屋にこもって飲みつづけていました。布団は敷きっぱなし、カーテンは閉めきり、酒がなくなるとヨロヨロと買いに行くのです。Ｌ子さんは、酒の問題にはかかわらないと決めたものの、夫が飲んでいる部屋の前を通るたび、胸がつぶれる思いでした。
　いくら自助グループで回復者に会っても、その生き生きした姿と、今の夫とがつながらない。この人があんなふうになれるとは思えない……。
　連続飲酒が始まって数日後、部屋がしんとしている気配に、Ｌ子さんは心配になって思わず中に入りました。夫が畳の上でぐったりしています。「苦しいの？」と声をかけると「ああ」とかすれた声。「どうしよう。あなたが死んじゃう。私、どうしたらいいの！」とＬ子さんは叫んでいました。台所へ取って返すと、目についたビタミン剤を握って、夫に差し出しました。夫は、それをむさぼるように手にとったのです。「この人だって、本

当は助かりたいのだ！」とL子さんは初めて感じました。でも夫は、飲みこむことができません。
「あなたを助けたいの。でも私、どうしていいかわからない。お願い、先生のところに一緒に行って！」と言うと、夫はこくりとうなずいたのです。

　あなたの気持ちをしっかり伝えるには、タイミングも重要です。
　ぐでんぐでんに酔っているときに話しても意味はありません。これから飲むぞと心が急いでいるときも、聞く耳を持ちません。
　もっともよいのは、昨晩の酒が抜け、後悔や自責感でしゅんとしているとき。体がつらくなり、自分でもこんなことではダメになると感じているとき。大きな問題を起こして、後悔しているときです。

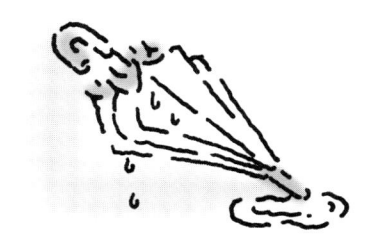

説得を成功させるポイントをあげておきます。

＊ 冷静に事実をあげる

どんな問題が起きているか、家族がどんなことで困っているか、非難や説教ではなく事実を話します。飲酒している人は、事態の深刻さが見えていなかったり、まだ何とかなると思いこんでいる場合が多いのです。

＊ 病気について話す

くわしい知識をあれこれ並べる必要はありません。酒をやめられないのは人格の問題ではなかったこと・本人も苦しんでいるとわかったこと・回復の方法があること・飲み続ければ病気は進行することを伝えましょう。

＊ 愛情を表現する

相手が大切だ、元気になってほしい、という気持ちをこめて話します。「これまで、病気とは知らずにあなたを責めてきてごめんなさい。飲んでいるあなたを見ていて、私も本当につらかったんです」と、自分の間違いも率直に認めます。

＊ 具体的に提案する

「これから一緒に病院に行きましょう」「今日、自助グループに出てみませんか」など、具体的に申し出ます。前もって、医療機関の初診日や、自助グループが開かれる日などをきちんと調べておくことです。

援軍を頼むのも賢い方法です。状況を理解し応援してくれる親戚、職場の関係者、内科医、保健婦など、力を貸してくれる人と一緒に話をする場を用意し、説得するのです。
　一度で説得に成功するとは限りません。けれど話をしたことで、その人の心の中には、このままではまずいのだという危険信号がともります。それだけで、一歩前進です。

　M子さんは、夫の会社の保健婦に飲酒の問題を相談しました。保健婦も前々から健康診断の結果を気にしていたため、積極的に動いてくれ、上司とともに治療を説得してくれることになりました。
　ある朝、上司が「話があるから」と健康管理室にM子さんの夫を呼びました。そこにはM子さんと保健婦、嘱託医も待っていたのです。まず保健婦が体の状態について説明し、M子さんは、これまでどんなことで困っていたかを正直に話しました。上司は、今までの働きぶりに比べて最近は業務成績が落ちていること、遅刻が増えたり出勤時に酒臭がするなど、職場での問題を指摘しました。嘱託医から専門の病院が紹介されました。そこで上司が、今後に期待しているからこそ３ヵ月の病休を認めること、もし治療を拒否し問題が続くなら現在のポストは保証できないことを説明し、

「選択は君次第だ」と言ったのです。本人はじっとうつむいて聞いていましたが、M子さんが「治療を受けて」と話しかけると顔をあげ、上司に向かって「わかりました」と返事をしたのです。

　そのまま、保健婦とM子さんが付き添って、車で病院に向かいました。

　言葉で伝えるのが難しければ、まずは手紙を書いてもいいのです。
　手紙を書くことは、自分の気持ちの整理にもなります。

●●●ワーク●●●

手紙を書いてみましょう。いくつかの手がかりを示しておきます。参考にしながら、あなたの気持ちをまとめてみましょう。

・私は、あなたのこんなところが好きです。

___

・けれど近頃のあなたは……

___

・私はそんなあなたを見ていると、こんな気持ちになります。

・私は相談に行って、こんなことがわかりました。

・今まであなたが飲むのを責めてきたけれど……

・私はあなたに、こうしてほしいのです。

9・この子だけはしっかり育てなくては！

　N子さんは、夫の問題でいつも疲れてイライラし、子どもに当たってしまう毎日でした。その一方で、「父親がこんなに酒ばかり飲んでいるのでは、子どもに悪い影響があるのでは」と心配でたまりません。だらしない父親のようになっては困る、厳しくしつけなければ、と考えたのです。子どもがちょっとぐずぐずしていると怒鳴りつけ、期待通りにできないと「どうしてできないの！」と叱るのでした。

　飲酒問題の中で育つ子どもたちの将来が心配だ……多くの人がそう悩んでいます。子どもたちは、父親の酒だけに影響を受けるのではありません。家族全体がモンスターにがんじがらめにされている中で、子どもも、のびのび過ごすことができなくなってしまうのです。
　どうしたらよいでしょうか？
　まず、子どもに期待したり要求してはいけないのは、次のことです。
＊グチの聞き役にしてはいけない
　「あなたの父親はこんなにひどい人」と子どもに言うのは、子どもを傷つ

けます。片方の親を否定することは、子どもにとって自分の半分を否定されたのと同じこと。子どもは自分自身の半分を、憎んだり恐れたりすることになります。「僕もお父さんのようになるかもしれない」「私があんなふうになったら、お母さんから捨てられる」と。

＊子どもを自分の「味方」に引き入れてはいけない

　傷ついた母親は、「誰もわかってくれない。でもあなただけは私のつらさをわかってくれるわね」と子どもを引きこむことがあります。子どもは母親との一体化を求められ、父親と敵対しなければならなくなります。

＊子どもを希望の星にしてはいけない

　夫に絶望して、子どもだけに期待をかけたり、「子どもを父親のようにしない」ことを子育ての目標にするのは子どもを苦しめます。子どもは親の作品ではありません。子どもの人生は、子ども自身のものです。

＊子どもに見捨てられ感を与えてはいけない

「お母さん、死にたい」「いなくなってしまいたい」「この家から出て行くかもしれないわ」などと子どもに言うべきではありません。子どもにとって、親が突然いなくなってしまうのではという不安と恐怖ははかりしれないのです。子どもはつねに、自分を守ってくれる確かな親の存在が必要です。疲れた心は、自助グループや専門家のもとで癒してください。

＊子どもを連絡係にしてはいけない

　夫婦の会話が成り立たなくなると、子どもを仲介役に使うことがあります。「お母さんがこう言ってたよ」「お父さんがこうしてほしいって」と、直接伝え合わずに子どもを伝令に仕立ててしまうのです。これは間違ったコミュニケーションを子どもに植えつけます。

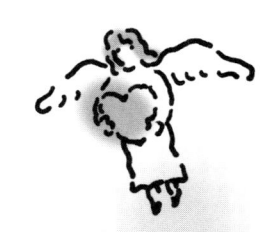

　今まで、してはいけないことばかりしてきたと気づいたかもしれません。でも、あなただけではないのです。飲酒問題に巻きこまれた家族の中ではしばしば起こることです。

　その結果、子どもは、父親の飲酒や、母親の感情に対して、自分が何らかの責任を負わなくてはいけないと感じるようになります。両親になかよくしてもらうために何かしなければいけないと考えます。その責任を果たさないのは悪い子で、親を裏切ることだと感じ

るのです。

　こうして子どもも、共依存というワナにはまることになります。

　でも「私のせいだ」と自分を責めないでください。親だって、間違うことがあります。傷つき疲れた状態では、間違いを起こしても無理はありません。大切なのは、間違いを認めてやり直すこと。

　あなたが今、子どものためにできることがあります。

　依存症という病気のことを、子どもが理解できる言葉で伝えてください。酔って正体をなくしたり、しらふのときとは人が変わったようになったり、約束を破ったりするのは、「病気のせいだ」とはっきり教えてあげてください。「お父さんが早くなおるといいね」と声をかけてあげてください。

　母親である自分もこの病気にまきこまれて混乱していたことを子どもに伝えてください。そのために、子どもの気持ちを傷つけたかもしれないと感じたら、ごめんなさいと率直にあやまりましょう。

　子どもには、親の面倒をみる責任はないことを、くり返し確認してください。子どもは、守られ、面倒をみてもらう立場なのです。

　子どもの話に耳を傾ける時間をつくり、子どもをだきしめ、甘えさせてあげてください。無理な責任を負おうとがんばっている子どもは、それがうまくいかずに「自分ではダメなのだ」と思いがち。子どもを愛している

こと、子どもの存在がかけがえのないものであることを、言葉と態度でくり返し伝えてください。

　これからどうしようと思っているか、子どもに話しましょう。たとえば「お母さんは、この病気のことを病院や自助グループで勉強しているの」「お父さんが入院して早く病気をなおしてくれるように、専門の先生と相談しているの」などです。

　親が問題を解決しようとする姿や、間違いを正直に認める姿を子どもに見せてあげることは、子どもへの大きな贈り物となるのです。

　解決のための行動に、子どもを参加させてあげることもできます。

　子どもは、「お父さんにお酒をやめてほしい」という気持ちをもっているはず。びくびくしないで暮らしたい。友だちを呼べる家になってほしい。お父さんとお母さんになかよくなってもらいたい……。

　そんな気持ちを表現できるチャンスを用意しましょう。あなたの代わりに子どもを使って言わせるのではありません。子ども自身が感じていること、子どもが望んでいることを、言葉にあらわせるようにしてあげるのです。治療を説得するときに、子どもにも同席してもらい、気持ちを言ってもらうとよいでしょう。手紙を書いてもらうのもよいでしょう。

●●●ワーク●●●

・子どもは今まで、親の飲酒をやめさせようとして、どんなことをしてきたでしょうか？　親になかよくなってもらおうとして、どんなことをしてきたでしょうか？

_____

・子どもに対して、依存症という病気のことをどんなふうに説明しますか？

_____

・子どもへの態度で、間違っていたと思うことはありますか？

_____

・あなたが、これから子どもにしてあげられることは？

_____

10・断酒すれば幸せになれるはずが……

　夫がやっと断酒したものの、A子さんは「こんなはずではなかったのに」という思いでいっぱいです。夫は一日中イライラし、ちょっとしたことで声を荒げるので、話をするにも気を遣って神経が参ってしまいます。何かといえば「酒をやめてやっている」という夫の態度も、しゃくにさわります。あれだけ迷惑をかけたことも忘れて、どこまで自分勝手なの！

　B子さんの夫は、ボーッとテレビの前に座ったまま。そろそろ仕事を探してと話しても、体の不調を訴えるばかりです。一緒に断酒会に出かけても、帰り道は下を向いて無言……。こんな魂の抜けたような人を相手にずっと暮らしていくのかと、今までの苦労が空しく思えてきました。

　酒さえなければと長年期待をかけていただけに、断酒直後の本人の姿を目にして家族は失望するかもしれません。私は、こんな人を望んでいたわけじゃない。こんな生活を望んでいたわけじゃない……。
　でも、知っておいてください。酒をやめたとたんにモンスターから自由

になれるわけではないのです。しばらくの間は、本来のその人と、モンスターとが、心の中で激しくせめぎ合っている状態が続きます。その必死の争いの中で、次のようなことがよく起こります。

＊落ちこんで元気がでない

　酔いがさめてみると、急に押し寄せる現実にたじろぎます。そのため不安や憂うつに襲われやすいのです。飲まない時間をどう過ごせばよいかもわからず、一日ボーッとしていることも。さらに、今まで家族の中で夫として・父親としての役割を果たしてこなかったのですから、しばらくは家の中に自分の居場所が見つけられません。中には、もともとあった「うつ病」が、酒をやめたことで表面化する場合も。心配な場合は、主治医に相

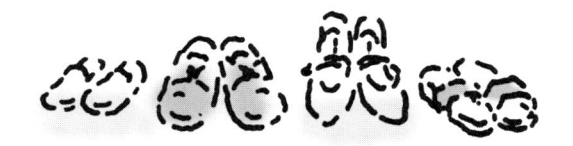

談してください。

＊イライラし、ちょっとしたことで腹を立てる

　ひとつは飲酒欲求と戦っているため。また、何かしなくてはという焦りがあるのに何をしてよいかわからないためです。それに加えて、しらふになって酔っていたときは気にもしなかった周囲のことがあれこれ目につくようになり、細かい文句が増えたりもします。

＊あちこち体の具合が悪くなる

　これまでは、アルコールで全身麻酔をかけていたようなもの。体が痛んでいるのを酔いの力でごまかしてきたのです。酒が抜けて、ようやく痛みを感じられるようになったのですから、きちんと治療するときです。

＊大きな顔でいばり始める

　家族のために酒をやめてやっているのだ、と恩に着せるような態度をとったり、数ヵ月の断酒でもすばらしい偉業を達成したかのように思ったりします。実際に、本人にとってはとてつもない大作業なのです。ただし回復はあくまで自分のためであって、家族のためではない。それに気づくまでには、少し時間がかかります。

　こんな状態の人と暮らす家族は、たまったものではありません。それで

もつい、自分に言い聞かせてしまう。
「やっと断酒してくれたんだから、幸せな顔をしなければ。こんなことで文句を言ってはいけない」
　ちょっと待ってください！　それでは昔のやり方に逆戻りです。
「私はこの人の断酒継続のために我慢してあげているのだ」
「私がこの人の断酒を続かせなければ」
　そうやって自分の気持ちを見ないようにして、不満も怒りもみんな押しこめて、本当の自分とは別の自分を演じていたら、モンスターのワナはすぐそこです。自分だけが責任を背負いこんで、言葉の端々に不満と恨みがしのびこみます。笑顔はこわばり、ちょっとした態度にトゲトゲしたものがあらわれてしまったりするのです。

　C子さんは、酒のことだけがつらかったわけではありません。夫の母親からことあるたびに「あんたが悪い」とののしられたため、少しでも責められないようにしようと、必死で夫の世話をし、パートと農業で体を酷使し、家事も子育ても落ち度がないようがんばり……本当に疲れきっていたのです。ようやく夫が断酒した頃には、例会に出るのも息絶え絶え。
　これまで友人がいなかった夫は、断酒会で仲間を得て見違えるように生

き生きしました。でもC子さんは、「あんたまで家のことを放り出して行くのかい？」と毎回姑に皮肉を言われながら玄関を出ていたのです。夫はそんなことに気づく余裕もなく、例会での妻の体験談がなっていないとC子さんを責めます。

　C子さんはたまった思いを、家族だけの例会で打ち明けました。妻たちはみんな、C子さんの気持ちをわかってくれました。それでだんだん整理がついてきたのです。まだ、夫に姑のことを話しても受けとめてもらえる時期ではない。夫がいる例会では「お酒をやめてくれてうれしい」という気持ちだけを話して夫の努力を認め、くすぶっている恨みや怒りは家族だけの例会で吐き出していこう……。

　過去の傷がまだうずいているのに、酒をやめた本人は、「断酒したのだからいいだろう」と思いがち。実際に多くの夫が、断酒さえすればすべては元通りになると期待しています。昔の妻、何でも言うことを聞いてくれる妻が戻ってきてくれると……。この食い違いに夫が気づくことができるのは、断酒が安定してからのことです。

　それまでの間、妻は本人に思いをぶつけるわけにもいきません。整理されない恨みを投げつけたら、ようやく歩き出した人の足をすくうことにな

るからです。でも、だからといって、恨みを胸にしまいこもうとすると、わかってくれない夫への嫌悪感がふくれあがっていきます。

　文句でも、泣き言でも、いくらでも言ってよいのです。飲酒のことだけではないかもしれません。暴言や暴力。夫が自分のほうを見てくれなかった孤独感。女性関係。嫉妬妄想。セックスの強要……。みんな我慢して気丈なふりを装う昔のやり方に戻らないでください。「断酒したから幸せ」ではなく、断酒したからこそ整理しておきたい過去の思いがあるはず。

　医療機関や保健所の家族教室、断酒会の家族例会、家族のための自助グループ、あるいはカウンセリングなど、安全な場所で気持ちをくり返し語ってください。

　D子さんが例会で、過去のつらかったことをあれこれ話したら、帰り道に夫は「参ったなあ……」と傷ついたように下を向いていました。それ以来、夫のいる例会では話す内容に気をつけ、「事実の半分以下」に抑えることにしました。でも、それではモヤモヤがたまるのです。そこで夫に「あなたが覚えていないことがたくさんありますから、知りたかったら言ってください。いつでも教えますよ」と話したのですが、夫はいつまでたっても教えてと言ってこない。他の家族の体験には涙を流すのに、私が話

していると宙をにらんで聞かぬふり。この卑怯者！……D子さんは次の手段に出ました。長年の思いを綴った体験談を文章にして夫に渡し、「ワープロで清書してほしい」と頼んだのです。黙々とワープロを打った夫は、D子さんにぽそりと言いました。「読むのがつらかったよ……」と。

　D子さんは初めてわかったのです。夫も苦しいのだと。

　断酒後に、家族が正体不明のモヤモヤに苦しめられることもあります。なぜか空しい、なぜか不安、なぜかイライラする……。正体不明のままにしておくと、その感情にあやつられてしまいます。

　この気持ちは何？　正直に自分を見つめて、語りましょう。それは、次のようなことかもしれません。

＊目の前の大きな目標を失った

　不思議なことに人間は、目標を達成したとき、その喜びと一緒に気が抜けてしまったような感じも味わうもの。これまで「酒さえやめてくれれば」とそれだけを一心に願ってきた家族は、その目標が達成されてみると、ぽっかり心に穴があいた状態になることがあります。張りつめた糸が切れたようなもの。これまで我慢していた疲れもどっと出てきます。

　体の疲れは、十分休んで癒しましょう。心の疲れは、一人でじっと休ん

でいてもとれません。仲間と会ったり、家族教室などで心を活性化することが必要です。

＊これまでのような賞賛が得られなくなった

　今まで「私だけが家庭を支えている」と思ってがんばってきた妻、また周囲から「かわいそうによく耐えしのんでいる」と賞賛されてきた妻は、断酒によってその張り合いを失います。代わりに夫が「よく断酒している」と周囲から賞賛される。当然おもしろくありません。

　周囲の評価で自分を縛ってきた、これまでの生き方を変えるときです。自分の人生をつかむ手がかりは、自助グループにもあるし、本の中にもあるし、他にもあちこちで見つかるはず。積極的に探しに出かけましょう。

＊しらふの相手とどうつきあってよいかわからない

　長年、酔った状態ばかり目にしてきたのだから、酒がなくなってみると夫婦といえども初対面のようなもの。一緒にいてもぎこちない。会話もうまくいきません。加えて、相手のほうはイライラしたり落ちこんだり気分の変動が激しいため、ますますつきあうのが難しい。

　あなたには、相手の気分をよくしてあげる責任はありません。少し遠巻きにして、様子を見守るのが一番です。

＊平穏な暮らしが信じられない

長いことトラブル続きの生活に慣らされてきた人は、いざ平穏な生活がやってきてみると、すぐになじむことはできません。「またいつか、ひどいことが起こるに違いない」と不安になってしまうのです。「いつまた飲むのだろうか」「いいことなんて、きっと続かない」と思ってしまう。
　相手のことを考えて不安になる代わりに、そのエネルギーを自分のために使いましょう。

●●●ワーク●●●

・あなたが今、つらいと感じることは？

・それを吐き出す場はありますか？

・あなたの今の課題は何ですか？

11・また飲むのではないかと不安

　E子さんの夫は、半年ほど断酒が続いたある夜、赤い顔をして帰ってきました。問い詰めると、「ほんの一杯飲んだだけだ。俺はもう上手に飲めるようになった」と言うのです。E子さんはショックでしたが、夫は翌日も元気に出社しました。でもまた「ほんの一杯」飲んで帰ってきました。その次の日も。E子さんは心配でたまりません。次に問題を起こせば、会社をクビになってしまう。自助グループの先輩にも、顔向けできない……。「今日は飲まないで！」と毎朝のように念を押し、夜には約束を破ったと責めました。「何を考えてるの！」「また同じことをくり返すつもり？」と。
　やがて、週末に飲みすぎた夫のため、会社に言い訳の電話を入れていました。連続飲酒になって初めて、E子さんは、「お願いです。入院させてください」と切羽詰まった声で病院に電話したのです。

　依存症は慢性の病気です。モンスターに打ち勝った、もう大丈夫だと安心したとたん、足元にワナが待ち構えていたりします。いつのまにか感情をねじまげ、自分自身を見失い、その代わりにさまざま理屈がつき、最後

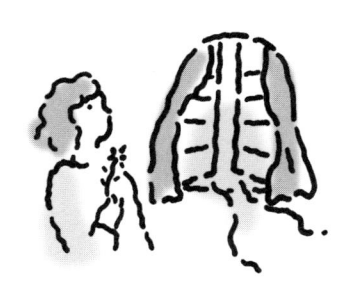

はどういうわけか「少しぐらい飲んだっていいだろう」ということになってしまうのです。

　自分を見失わせるのは、モンスターの得意技。モンスターはいつも依存症者の背後で機会をうかがっているのです。いかにも親切を装いつつ、あるときはおだてて有頂天にさせ、あるときは恨みや怒りをかきたてます。モンスターの策略に対抗するには、つねに自助グループで過去をふり返り、現在を見つめ、徹底的に自分に正直であり続けることです。

　家族も何かの拍子に再び、共依存というワナにはまっていることがあります。再飲酒もそのきっかけのひとつ。
　どうして飲んだの、と責める。

周囲に知られないようにとりつくろう。

自分の力で何とかしようとする。

やっぱりこの人には断酒は無理だった、と絶望する。

……ふと気がつくと、かつてと同じくり返しになっていたりします。

では再飲酒が起こったとき、家族はどうすればいいのでしょうか。

＊飲んだことを責めたり、理由を追及しない

「どうして飲んだの！」と言われても、答えようがありません。なぜ回復のコースからはずれてしまったのか、それは本人が時間をかけて見つけていく答え。それが今後の回復の糧となるのです。

＊助けの手をさしのべる

　本人は何とか酒をコントロールしようとし、それができなくなると酒を切ろうともがきながら、病気にひきずられて飲み続けてしまいます。早く主治医や自助グループに助けを求めるよう、すすめてあげてください。

＊家族が助けを求める

　本人が助けを求められない場合は、まず家族が助けを求めてください。本人に伝えた上で、再飲酒で自分が困っていることを主治医に相談するの

です。自助グループの仲間にも話し、気持ちを支えてもらいましょう。

再飲酒は家族にとって、共依存への落とし穴となるだけではありません。自分の回復を見直すためのチャンスにもなります。

F子さんは、夫の絶え間ない文句にとうとう感情が爆発、「いいかげんにして！」と言い放ちました。夫はぷいと出て行くと、どこかで飲んできたのです。私のせいだ……F子さんは落ちこみ、病院の心理士につらい気持ちを訴えました。心理士は言ったのです。
「妻の言葉で飲むのなら、どんなきっかけだって飲みます。飲んだのは本人の問題。回復も本人のもの。あなたはあなたの回復を考えてください。爆発するまで、あなたはいったい何をこらえていたのでしょうか？」

F子さんは家族例会でくり返し、くり返し、その日のことを語りました。心理士からの宿題に答えが出るまで。

G子さんは、夫がまた飲むのではないかと不安で、いつも夫の表情をうかがい、一言話しかけるのにもビクビクしていました。夫が仕事から帰ってくると、酒の臭いがしないかと、つい鼻をくんくんさせてしまう。夫は「いつまで俺のことを信じないつもりだ！」と怒鳴ります。

こんなことなら、いっそ飲んでくれたほうがまし……。追いつめられた状態で、G子さんは家族教室に行きました。そして夫の様子を話すうち、思ってもいなかった言葉があふれだしたのです。
　あの人を、どうやって信じればいいんですか？　今まであんなに苦しめられて、信じろなんて言っても無理です。こんなふうに疑いながら暮らさなければいけないのが苦しい。夫とふつうに会話がしたいんです！
　じっと聞いていた医師は、にっこりすると、こう言ったのです。
「G子さん、あなたのおっしゃったことはすばらしい。そうです。問題は夫が飲むかどうかではなくて、夫を信じられない自分だったんですね。あなたは、夫を信じたいんですね。これであなたのやることがはっきりしましたね？　夫を監視することではなく、別の仕事がありますね？」
　G子さんは自分のために、カウンセリングに通い始めました。不安が高まって自分の行動に自信がない日は、仲間の夫婦を家に呼び、一緒に食卓を囲んでもらったのです。

　共依存に引き戻されるきっかけは、他にもたくさんあります。
　たとえば子どもの問題をなんとかしようと必死になっているとき。
　仕事をかかえこんで疲れきっているとき。

自助グループの仲間の面倒を見ることに夢中になっているとき。
　家族や親戚に起こったトラブルをかかえこんでいるとき。
　夫がギャンブルにのめりこんだり、働きすぎていて、心配でたまらなくなったとき。
　……つまり、状況が悪化したり、目の前に困っている人がいたり、相手が自分の期待通りに動いてくれないと、モンスターが隣にやってきて「おまえがなんとかしないと大変だぞ」とささやくのです。
　はっと気づくと、誰かのためにつらい思いをしている私、一人だけで耐えている私、漠然と周囲を恨んでいる私がいる……。

「誰かに対して」何かをしてあげるのは、もちろんいけないことではありません。人はおたがいに力を貸し合って生きていくのですから。けれど、「誰かのために」何かをしてあげるのだとしたら、その相手のために無理をし、自分を犠牲にしていることになります。相手が期待通りに動いてくれないと、怒りや恨みがたまります。
「誰かのために」あなたの責任ではないことをかかえこんでいませんか？
　自分の世話を忘れていませんか？
　……ときどき自分に聞いてみてください。

●●●ワーク●●●

こんな状態になっていませんか？　ときどき自分をチェックしましょう。

☐ 困っている人に対して、自分が何とかしてあげなければと感じる
☐ 誰かが間違った行動をしているので、直してあげなければと感じる
☐ 私が我慢すれば、事態はうまくいくと感じている
☐ ひとつの方法だけで、他の選択肢が思いつかない
☐ 長いこと、休んだり楽しむための時間をもっていない
☐ 自分だけが犠牲になって、損をしていると感じる
☐ 自分の失敗を責め、他人の失敗も許すことができない
☐ 自分が本当はどうしたいのか、何を感じているのか、わからない
☐ 何かに急き立てられるように行動し、止まることができない
☐ みんなに好かれ、受け入れてもらわなければダメだと思う
☐ つらいのに助けを求めず、孤立している
☐ みんなが自分を傷つけると感じている
☐ 何かしていないと、空しくて耐えられない

12・性の問題で悩むのはおかしいの？

　T子さんは、断酒してからの生活で、ひとつだけどうしても耐えられないことがあります。夫の暴力的なセックスです。かつて酒臭い息でしつこく追いまわしてきたときと同じ。T子さんの気持ちなどまったく無視して、一方的に自分の欲求を満たしているだけ。でも、あからさまに拒否したら夫は飲んでしまうのでは？　いつまでこんなことが続くのだろう？……そうして日に日に、夫への嫌悪感が高まっていくのです。

　S子さんは、夫とのセックスを拒絶しています。甘い顔を見せたら、過去を許すことになる。夫が手を伸ばしてくるたび、邪険にふりはらいました。夫がやってきたことに復讐しているような気分もありました。
　夫はやがて別の部屋に寝るようになり、S子さんはだんだん空しさを感じ始めたのです。でも今さら、自分から近づいていくことはできない。ふだんは仲のよい夫婦として過ごしているのですが、性的な関係はないままです。私には、女性としての魅力がないのかも……。S子さんはいつのまにか、自分に関心を示してくれない夫を恨めしく思い、自分の価値を疑い

始めました。夫との心の距離までも開いていくように感じます。

　断酒後の夫婦の多くが、性の問題に悩んでいます。誰かに相談しにくいだけでなく、夫婦で話し合うこともできず、一人で苦しんでいることがしばしばです。
　そして「どうしてわかってくれないのか」と、怒りや恨みをためる。
　自分がかわいそうになり、相手の犠牲になっていると感じる。
　……そうやって、モンスターのワナにはまっていくのです。
　正直さを取り戻しましょう。
　合意にもとづかないセックスを、がまんすることはありません。いやと感じるなら、いやと言っていいのです。
「でも、妻として当然の勤めだから……」
「飲んでしまったら困るし……」
　そんなことより、自分の気持ちをきちんと見つめてください。
「いつまでこんなことが続くのだろう？」ではなく、「私はいつまでこれを続かせるつもり？」と自分に聞くのです。
「夫はどうしてこんなにひどいことをするの！」と恨みをためるのではなく、「私はなぜこんなひどいことを我慢しているのだろう？」と自分に聞

くのです。

　ためこんでいる感情を、信頼できる仲間や専門家のもとで語ってください。不安、恐れ、怒り、恨み……くり返し語って気持ちが整理されると、自分が何を望んでいるのか、見えるはずです。

　それを夫に伝えましょう。

　相手を拒絶したり責めるのではなく、「私はこうしてほしい」「こんなふうにされるのは傷つくからいや」と言えばよいのです。「今はまだこういう気持ちだから、少し待ってほしい」と話してもよいのです。

　あなたの性は、断酒継続の道具や、相手をなだめるための道具ではありません。もちろん、復讐の道具でもないし、相手を支配する道具でもないのです。

　ところで、夫の側はどうなのでしょうか？

　しらふでセックスしたことがない、という男性が少なくありません。酒がなくなってみると、妻の体に触れることを考えただけでもドギマギしてしまったりします。セックスしたい気持ちはあるのに、もし拒否されたらどうしようと悶々と悩んでいたりします。

　あるいは、相手を思いやるセックスというものがわからず、酔っていた

頃と同じやり方で、自分本位な態度しかとれない場合もしばしばです。それで女性も満足するのだと勘違いしていたり、妻が満足しているかどうかなど考えてみたこともなかったりします。
　どちらかが勇気をもって、気持ちを伝えなければ、関係は育ちません。

　夫にもっと近づきたいと感じたら、「女性から言い出すのは恥ずかしい」とか「はしたないのでは」と考えず、自分に正直になりましょう。
　挿入だけがセックスではありません。やさしく抱いていてほしい、手を握ってほしい、髪をなでてほしい……望んでいることを、言葉にしていいのです。それがむずかしければ、態度で示したり、手紙を書いてみることもできます。
　こった肩をもんであげたり、疲れた足をさすってあげるのも、二人の距離が近づく一歩になります。あなたが疲れたとき、「今日はあなたが私の足をさすって」と言ってみましょう。そして、かつて自然に体が触れるだけでドキドキした頃のことを思い出してみてください。夫がしらふになって、ある意味では出会ったばかりの二人なのです。
　もう、おたがいにいい年だから性のことなんて……と気持ちを抑える必要はありません。いくつになっても、触れ合いたい気持ちがあるのは自然

なこと。おたがいを思いやりながら、愛情と親密感をたしかめあう工夫をしましょう。

●●●ワーク●●●

・あなたは、どんな性関係を望んでいますか？

・いやなのはどんなことですか？

・それをどうやって相手に伝えますか？

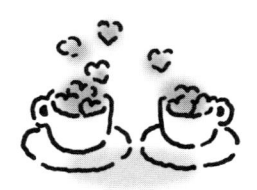

13・話したいのに会話にならない！

　J子さんは、夫の命令口調がいやでした。断酒が始まってからも、いつも帰宅は深夜。J子さんも働いているのに、子育ても家事もすべて妻がして当たり前と決めてかかっています。子どもの問題で悩んで相談しても、「おまえが何とかせい」。それでいて何かというと一家の主として威厳を示すかのような態度をとるのです。まるで飲んでつぶれていた過去などなかったかのように……。J子さんはモヤモヤがたまるばかりでした。
　夫はどこまで自己中心的なの！　どこまで私を服従させようとするの！どうしてこんなに威張っていられるの！

　長いこと、夫は酒を手に入れるために暴言や暴力で妻を支配したり、酔いつぶれては大きな赤ん坊のように妻に依存していました。
　支配の関係や甘えるばかりの関係は、夫婦のパターンとなっています。夫の側は、断酒したのだからいいだろうと思い、妻が何を不満に感じているのかわからないのです。薄々気づいても、「酒を手放した上に妻への支配まで手放すのではたまらない」と感じていることもあります。

夫婦が一緒に暮らしていれば、あれこれ問題は起こるし、すれ違いもあるもの。世間には、すれ違ったままの夫婦も少なくありません。
　けれど、「断酒してくれたのだから、あとはがまんしなければ」と思う必要はないのです。断酒は最終目標ではなく、新しい生き方を始めるための手段なのですから。

　話しかけても、ろくに返事もしてくれない……。
　返事をしてほしいのだと、きちんと伝えているでしょうか？
　どうして返事もしないの！　と怒ったり、どうせ返事もしてくれないんだからと、あきらめていませんか？
「私の言ったことに答えてほしい」「私はあなたと話がしたい」と言ってみましょう。ひるんでしまいそうだったり、責める口調になるのが不安だったら、誰かに夫役をやってもらい、練習をしてみるのです。

　仕事ばかりで、ちっとも家にいない。父親として頼りにならない……。
　むしろ、どんどん頼りにすればよいのです。
　やってほしいことを具体的に考えて、伝えましょう。
　夫は家に居場所がないのかもしれません。飲んでいた間に、「この人が

いなくてもなんとかなる」生活ができあがっていたのですから。
　夫として、父親としての役割を、少しずつ返していきましょう。そして「やってくれてうれしい！」「あなたがいると頼りになる」など、気持ちを生き生き伝えましょう。

　気楽に笑ったり楽しんだりしたい。
　たまには思いきりケンカもしたい。
　生活すべて妻まかせでなく、自分のことは自分でしてほしい。
　私だってときには夫に甘えたい。
　……あなたがどんな関係を望んでいるのか、相手に伝えましょう。
　あれもこれもと一度に期待するのではなく、一歩ずつ。相手を思い通りに変えることはできませんが、自分の行動を変えることで、関係は変わっていきます。
　夫も一緒に出席している自助グループなどで、「こんな夫婦になりたい」と気持ちをあらわすのもよいでしょう。仲間の中からお手本になる夫婦を見つけて、やり方を見習ったり、夫婦ぐるみのつきあいをするのもよい方法です。

●●●ワーク●●●●

夫婦の関係をふりかえってみましょう。「こうでなくてはいけない」という決まりはありません。あなたが望んでいることを明確にするための手がかりと考えてください。

- ☐ 夫に合わせて無理をすることなく、自分の感情をあらわせますか？
- ☐ 夫のよいところをほめたり、励ましたり、感謝したりできますか？
- ☐ おたがいのやりたいこと、おたがいの空間を尊重していますか？
- ☐ 一緒に楽しんだり、笑ったりできますか？
- ☐ どちらかが無理をすることなく、生活上の責任を分担していますか？
- ☐ 問題が起こったとき、率直に話し合うことができますか？
- ☐ 相手の間違いを許したり、自分の間違いを素直にあやまれますか？

・あなたは、夫とのどんな関係を望んでいますか？

_____

・それを実現するために、あなたはどうしたいと思いますか？

_____

14・いい子だったはずなのに、なぜ？

　K子さんは娘との関係に悩んでいます。娘は近頃、ことごとくK子さんに反抗するようになり、何を言ってもききません。娘にだけはまともな結婚をしてもらいたいと、できるかぎりのことをやってきたつもりだった。それなのに、そんな親の思いを踏みにじるようなことばかり。そして「お母さんみたいな女にはなりたくない！」「お母さんがそんなだから、お父さんも飲まずにいられなかったのよ」とトゲのある言葉を投げつけてきます。どうして？　私はこの子のためだけを考えているのに！

　優等生だったL子さんの息子は、就職して1年ほどで会社を辞め、次の勤め先もしばらくして行かなくなり、部屋にこもってしまいました。L子さんは心配でたまらず、毎日あれこれ声をかけ、息子の世話をやこうとするのですが、息子は「うるさい！」「放っておいてくれ！」。そのやりとりに夫は業を煮やして、「大の男がごろごろして何を考えてるんだ！」と激高。
　仲間からのすすめで、L子さんは保健所のグループに出るようになりました。家にいても息子のことが気になってしかたないので、仕事も始めま

した。数ヵ月後、息子は「家を出たい」と言い出したのです。L子さんは「長男なのにどうして？」「仕事もしていないのに、どうするの？」とうろたえました。けれど夫は息子の話を聞くと、「わかった。保証人になろう。当面金は貸してもいいぞ。いくらいるんだ？」とすんなり認めたのです。

　L子さんはびっくりしました。以前は頭ごなしに子どもを押さえつけていた夫が、いつのまにか変わっていたからです。

　幼い子どもたちはたいてい、父親の飲酒のせいで苦しむ母親の味方です。お母さんがかわいそう、お母さんを助けてあげたい……。ところがその子どもたちが成長するにつれ、親との関係が変化していきます。
　母親に反発し、父親に同情する子どももいます。
　断酒後に、問題を起こす子どもたちもいます。
　やっと酒の問題が片付いたと思ったら、一難去ってまた一難です。
　これまで子どものために、必死でがんばってきたのに、どうして？

　子どもは何を伝えようとしているのでしょうか？　何に傷つき、どんなことに怒りを感じ、どんなことで苦しんでいるのでしょうか？
　「この子だけは立派な人間に育てよう」という母親の熱意に、自分を無理

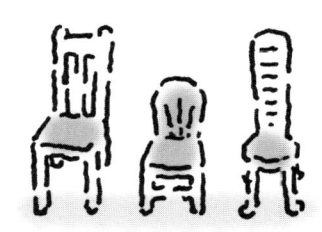

やり改造されるような圧迫感を感じてきたのかもしれません。

　かわいそうな母親を守ろうとするあまり、いつのまにか母親と一体化してしまい、自分の人生に踏み出せずにもがいているのかもしれません。

　親の期待に応えきれない罪悪感や、自分ではダメなのだという自己否定感を引きずっているのかもしれません。

　でも、子どもたちの反乱や悲鳴は、こうした苦しみを通り抜けて自立していくための一段階でもあるのです。

　大きくなった子どものために、親ができることは何でしょうか？

　あなたが子どもをずっと大切に思ってきたこと、今も大切に思っていることを、言葉や行動で伝えましょう。その方法は、たくさんあります。

　たとえば子どもの気持ちを受けとめること。

「あなたはこうしたほうがいい」と言う前に、子どもが何を感じているの

か、どうしたいと思っているのか、あるいはどんなことで苦しんでいるのか、耳を傾けましょう。過去のことについても、子どもが話せる機会をつくりましょう。子どもを傷つけたことがあったと感じたら、「ごめんなさい」とはっきり言葉にしましょう。たとえば「お母さんはあの頃、お父さんの問題で頭がいっぱいで、あなたの話をちっとも聞いてあげなかった。悪かったと思っているの」というように。子どもが謝罪を受け入れるかどうかは問題ではありません。あやまることは、子どものつらさを認めたというサインになります。子どもの人格を尊重しているサインにもなります。

　子ども自身の人生を認めること。

　親の期待通りに子どもを動かそうとしたり、巣立とうとする子どもを縛らずに、「あなたを信頼している」「あなたが自分の人生を生きようとしているのがうれしい」と言ってあげましょう。そして「私が力になれることがあったら、できるかぎり応援する」と約束しましょう。

　子どもの問題を、自分だけで何とかしようとしないこと。

　長いこと父親不在の状態が続いていると、子どものことはすべて母親の責任になっていたり、子どもと父親が直接話し合わずに母親が仲介役になっている場合がしばしばです。子どもの問題を相談したり、「ここは父親の出番。頼むわ」とまかせたり、子どもにも「そのことはお父さんに直接

相談してごらんなさい」とうながすなどの働きかけを。

またアルコールや薬物、ギャンブルや買い物での借金、引きこもりなどの問題が起こったときは、両親だけで何とかしようとするのではなく、専門家の助けを求めてください。親として悩んでいる気持ちを、自助グループの仲間や信頼できる相手に正直に話してください。

そして一番大切なことは、親が自分自身の人生を取り戻すこと。子どものために生きるのではなく、自分の人生を生きるのです。父親がしらふで生きていく姿、母親が生き生きしている姿、そして夫婦が関係をつくりなおす姿を見せてあげることは、子どもへの大きな贈り物なのです。

●●●ワーク●●●

・あなたが今、子どものためにできることは何だと思いますか？

・あなたの生き方を、子どもはどのように見ていると思いますか？

15・私の人生を生きる

　G子さんの夫は、自助グループに入らず一人で断酒を続けていました。病院のOB会につながっていたため、その仲間から誘われて断酒会の大会には参加を続けていました。けれどあるとき、顔なじみになった会員から「あなた方は断酒会に入らず、おいしいところだけ参加している」と言われたのです。G子さんはムッとしました。でも夫は、「これは天の声だ」と言い、入会を決めました。以来、夫婦で例会に通っています。
「天の声」の主はその後、「失礼なことを言った。ごめんなさい」とあやまってくれました。G子さんはつくづく、「あれこれ言わずに夫を信じてまかせてよかった」と思うのです。ふりかえってみれば長いこと、「信じられない人」と暮らしていることが一番つらかった。でも今では、「この人を信じられる私」がいます。

　断酒が安定してきた頃、I子さんは自分が背負いこんできたものの重さに気づきました。夫の機嫌が悪いと、私の言い方が何か気にさわったのかもしれないと考え、機嫌を直してもらおうと好物ばかりつくって食卓に並

べていました。夫の会社も、自分がしっかり事務を管理し、収支に目を光らせていなければと思いこんでいました。

　でも、私がすべてやらなくてもいいのかもしれない……とある日、思ったのです。Ｉ子さんには若い頃からの夢がありました。好きな陶器を並べた自分の店を持ちたかったのです。

　Ｉ子さんが会社に出なくなっても、夫と事務員とで仕事はなんとかなりました。これまで一日中夫の顔色をうかがっていたときと比べて、自分のために動き出したＩ子さんは生き生きしてきました。店の準備を通じて知り合いの輪が広がり、新しい世界が開けていくようでした。夜は夫と食卓を囲みながら、それぞれ今日あったことを報告しあいながら、話がはずむようになったのです。

　看護婦として働いてきたＫ子さんは、夫が断酒してから、アルコール病棟での仕事を得ました。妻として苦しんだ経験を生かしながら熱心に働くＫ子さんを、夫は支援してくれました。けれどその夫は、50代のうちにガンで亡くなったのです。痛いとも苦しいとも言わず、入院中もベッドで仕事を続けていた夫の姿は立派でした。

　でも本当は、もっと夫に甘えてほしかった。弱みも見せてほしかった。

話したいことも、たくさんあったのです。夫は何を思っていたのだろう？ 私に何を伝えたかったのだろう？　私にどうしてほしかったのだろう？ ……K子さんは依存症の家族とかかわりながら、そのことを考えています。そして、「私はどう生きたいのだろう？」と自分に問いかけます。それはK子さんにとって、夫の遺した宿題でもあるのです。

　N子さんは夫と離婚して新しい生活を始め、「もう大丈夫」と感じていました。そこへ親族間のトラブルが起こり、いつのまにかN子さんは「私さえ我慢すれば」と考えてイライラをためこむパターンに再びはまっていたのです。それが自分に焦点を当てるきっかけでした。
　カウンセリングに通い、講演やワークショップにも出るようになりました。そこで子ども時代からの自分をたどり、今まで心にフタをしてきたことと向き合うことになったのです。
　過去を書き出す作業を始めたら、怒りがどんどん出てきました。不安になったN子さんに、カウンセラーは「怒りはためておくと利子がついてふくれあがる。くり返し出せば、だんだんなくなりますよ」と助言しました。
　その通りでした。少しずつ、別れた夫への恨みが消えていくのがわかりました。「夫は加害者、私は被害者」と思っていたけれど、私にも問題が

あった。あの夫との生活から学んだことを、これからの人生に生かそうと考えたのです。

　依存症の夫をもった妻たちは、とても長いこと、自分を犠牲にして生きてきました。自分のことではなく周囲の人のことに、一生けんめい力を使ってきました。
　ただ、夫の問題をどうにかしようと必死になっても、自分を満たすことはできなかった。結果的には、モンスターを助けることになってしまったのです。
　自分を満たそうとして、あなたは他にもたくさんのことをやってきたかもしれません。妻として・母として評価を得ようとしたり、人によっては買い物やパチンコで空しさを埋めようとしたかもしれない。夫を許さないことで心の張りを保とうとしたかもしれない。夫からもらえない愛情を、他の人からもらいたいと願ったこともあるかもしれない。
　そのときは、そうせざるを得なかったのです。あなたはいつも、そのときの自分にできる最善のことをやってきたのです。
　でも、それで自分を満たすことはできなかった。
　あなたを満たすことができるのは、あなた自身です。

これからの人生、あなたは、どんなふうに生きていきたいと思いますか？

　どうやって、あなた自身を満たしていきますか？

　興味のあることに挑戦してください。自分を癒したり、新しい生き方を身につけるために役に立つところへ、足を運んでください。

　自分のために、時間とお金とエネルギーを使ってください。

　たくさんの出会い。たくさんの発見。

　あなたが歩いていく、あなた自身の人生です。

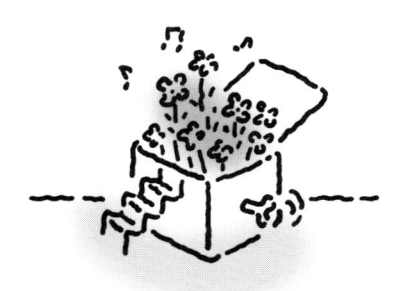

あとがき

　自助グループや病院を通じて、ご家族のアンケートをお願いしたのは昨年春のことです。「飲んでいる間、つらかったことは？」「断酒してから、つらかったことは？」という質問に、回答用紙の裏までびっしりと文字で埋まったアンケートがたくさん届きました。

　本文中に登場する体験は、こうして寄せられた声をもとにしています。そして、ＡＳＫの季刊誌『Ｂｅ！』の編集や、研修相談室のセミナーで積み上げてきたノウハウが、本書の土台となっています。

　依存症回復者の方にも、読んでいただけたらと思います。ひとつには、家族の思いを理解するために。また、自分自身の「共依存」に焦点を当てるために。というのも子ども時代に、飲酒問題のある家庭や危機に満ちた家庭で育ってきた場合が少なくないからです。

　アンケートにご協力くださった方々、そして本書の内容について助言をいただいた全日本断酒連盟の小林哲夫さん、家族の立場で原稿をチェックしてくださった方々に、心よりお礼を申し上げます。

　　　　　　　　　　　　　　　2000年5月　ＡＳＫ編集部

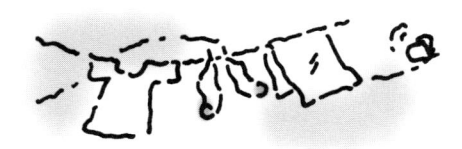

「家族」が幸せを取り戻すとっておきの方法

アルコール依存症〈回復ノート〉3

2000年6月1日　第1刷発行　　2016年11月15日　第4刷発行

編　者　ASK（アルコール薬物問題全国市民協会）
発行所　アスク・ヒューマン・ケア
　　　　〒103-0007　東京都中央区日本橋浜町3-16-7-7F
　　　　電話　03-3249-2551　　ホームページ　www.a-h-c.jp
印刷所　明和印刷
定価はカバーに表示してあります
© ASK HUMAN CARE inc. 2000　　ISBN978-4-901030-05-2

アスク・ヒューマン・ケアの本と通信講座

●季刊　Be！
アルコール依存症をはじめとするアディクションやアダルト・チャイルドの専門誌。回復とセルフケアの最新情報を満載。年に本誌4冊と増刊号1冊発行。

●アルコール依存症を知る！　　森岡洋　著
ベストセラーの決定版テキスト。依存症はどんな病気か／家族や社会への影響／依存症者の心理／自分を知る／感情の法則など、読みやすく説く。

●家族に贈る「回復の法則」２５　　森岡洋　著
アルコール依存症の家族教室を各地で開催し、森田療法にもくわしい著者が、心をこめて家族に贈る家族自身のためのテキスト。

●アルコール依存症　家族読本　　猪野亜朗　著
アルコール依存症者を含む「家族」がまるごと回復していくためのテキストで、夫婦で読める構成になっている。経験談・チェックリスト多数。

●アルコール依存症＜回復ノート＞①「酒のない人生」をはじめる方法
テキストとは一味違う回復初期の生活ガイド。自分に向き合うための質問に答えたり、しらふの生活プランをたててみたり……。必ず役に立つ一冊。

●アルコール依存症＜回復ノート＞②「飲まない幸せ」を手にする方法
自分の回復について知っておくために。自分の回復をふりかえるために。家族や子どものために何ができるか悩んでいる人のために。回復中期のガイド。

●ＡＳＫアルコール通信講座〈基礎クラス〉
アルコール依存症の正しい知識と対応を系統的に学ぶ、日本ではじめての通信講座。「A治療援助者コース」「B家族コース」のどちらかを選択。

●通信セミナー「私を生きる」スキルⅠ～Ⅲ
人とつきあうスキル、自分に向き合うスキルを学ぶ3部作。（Ⅰ）境界と人間関係　（Ⅱ）「わたしメッセージ」と感情　（Ⅲ）セルフケアと人生設計

お問い合わせは　☎03-3249-2551